DIETA FACILE

Dimagrimento intelligente: la via flessibile al benessere

—

Scopri Ricette Gustose e Consigli Personalizzati per Trasformare il Tuo Corpo in Pochi Mesi

Benessere Alimentare

Raccomandazione Iniziale

Prima di immergervi nella lettura di questo libro e di esplorare i consigli, le strategie e le ricette che abbiamo condiviso per guidarvi verso un miglior benessere alimentare e fisico, è importante sottolineare un aspetto fondamentale: le informazioni fornite in queste pagine sono intese esclusivamente come suggerimenti per incoraggiare uno stile di vita sano e promuovere abitudini alimentari benefiche. Questo libro è frutto di ricerche approfondite e di esperienze condivise con l'intento di offrire una risorsa ispiratrice e di supporto nel vostro percorso verso il benessere.

Tuttavia, è cruciale riconoscere che il contenuto di questo libro non è destinato a sostituirsi al parere, alla diagnosi o al trattamento medico professionale. Ogni individuo ha esigenze uniche, e ciò che funziona per uno potrebbe non essere adatto per un altro. Pertanto, prima di apportare significative modifiche alla vostra dieta o al vostro regime di esercizio fisico, è fortemente consigliato consultare un professionista della salute. Questo è particolarmente importante per coloro che hanno condizioni mediche preesistenti, che assumono farmaci o che hanno esigenze dietetiche specifiche.

Un dietista registrato o un medico possono offrirvi consigli personalizzati che tengono conto della vostra salute complessiva, del vostro stile di vita e dei vostri obiettivi personali. Essi possono aiutarvi a navigare attraverso le informazioni e a scegliere le strategie più adatte e sicure per voi.

Considerate questo libro come un compagno nel vostro viaggio verso il benessere, una fonte di ispirazione e di idee per arricchire la vostra vita. Ma ricordate sempre l'importanza di un approccio personalizzato e consapevole alla salute, sostenuto da consulenze professionali.

Vi auguriamo ogni successo nel vostro cammino verso una vita più sana e appagante, ricordando che il percorso più gratificante è quello intrapreso con cura, consapevolezza e rispetto per il proprio corpo e le proprie esigenze uniche.

Sommario

Prefazione

Introduzione ai concetti chiave

Benvenuti nel viaggio verso un dimagrimento intelligente e un benessere duraturo. Questo libro non è solo una guida; è un compagno di viaggio nella scoperta di un approccio al dimagrimento e alla nutrizione che rispetta il vostro corpo e le sue esigenze uniche. Lontano dall'essere l'ennesimo manuale di diete estreme e restrizioni insostenibili, "Dimagrimento Intelligente: La Via Flessibile al Benessere" si propone di rivoluzionare il modo in cui pensate al cibo, al movimento, e più in generale, alla salute.

La filosofia che sottende questo libro si basa su tre pilastri fondamentali: equilibrio, personalizzazione e piacere. Crediamo fermamente che il dimagrimento e il mantenimento di un peso sano non debbano derivare da sacrifici estremi o da una costante sensazione di privazione. Al contrario, è possibile raggiungere i propri obiettivi di salute e benessere attraverso un'alimentazione varia ed equilibrata, che tenga conto delle peculiarità individuali di ogni persona, come il metabolismo, lo stile di vita, le preferenze alimentari e le eventuali sensibilità o intolleranze.

Questo libro si distingue per la sua capacità di guidarvi in un percorso di consapevolezza, dove imparerete ad ascoltare il vostro corpo, a interpretare i suoi segnali e a nutrirlo in modo intelligente. Vi insegneremo come bilanciare i macronutrienti, come sfruttare il potere degli alimenti per ottimizzare il vostro metabolismo e come scegliere le opzioni che vi nutrono sia fisicamente che emotivamente.

Il percorso che vi proponiamo non è un tragitto lineare o univoco; è piuttosto un viaggio di esplorazione personale verso la scoperta di ciò che funziona meglio per voi, il vostro corpo e il vostro stile di vita. Lungo la strada, vi forniremo strumenti, conoscenze e ricette che vi aiuteranno a fare scelte alimentari consapevoli, senza mai perdere di vista il piacere di mangiare e la gioia di vivere.

Il nostro obiettivo è di trasformare la vostra visione del dimagrimento da un'esperienza di restrizione a un'avventura di scoperta personale. Vi invitiamo a lasciar da parte le diete yo-yo, i conteggi ossessivi delle calorie e la mentalità del "tutto o niente". È tempo di abbracciare un approccio più gentile, flessibile e sostenibile al benessere, dove il dimagrimento diventa una piacevole conseguenza di una vita vissuta con gioia e consapevolezza.

Iniziamo questo viaggio insieme, con la promessa di guidarvi verso una trasformazione che va oltre il semplice dimagrimento, per abbracciare una vita piena di energia, salute e felicità. Benvenuti nel mondo del Dimagrimento Intelligente.

La Nostra Filosofia Personale sul Dimagrimento e il Benessere

La nostra filosofia sul dimagrimento e il benessere nasce da un percorso personale di esplorazione, errori, apprendimenti e, infine, scoperte trasformative. Abbiamo constatato, nel corso degli anni, che il concetto di "dieta" così come comunemente inteso porta spesso a un vicolo cieco. Invece di promuovere la salute e il benessere, queste diete tendono a creare un rapporto conflittuale con il cibo, generando cicli di restrizione e eccesso che minano la nostra salute fisica e emotiva.

Il fulcro della nostra filosofia è l'idea che ogni individuo è unico, con esigenze, preferenze, e obiettivi diversi. Non esiste una soluzione universale quando si parla di alimentazione e stile di vita. Per questo, il dimagrimento intelligente e il benessere non possono prescindere dalla personalizzazione: ascoltare e interpretare i segnali del proprio corpo, comprendere le proprie necessità nutrizionali e adattare di conseguenza l'alimentazione e l'attività fisica.

Crediamo fermamente nel potere del cibo non solo come fonte di nutrimento ma anche di gioia e soddisfazione. Il cibo è un piacere della vita, e qualsiasi approccio al dimagrimento che ignori questo aspetto è destinato a fallire o a produrre risultati temporanei. Invece di compilare liste di alimenti "permessi" e "proibiti", proponiamo di educare a una scelta consapevole degli alimenti, basata sulla conoscenza delle loro proprietà nutrizionali e sul loro impatto sul nostro corpo e sulla nostra mente.

L'attività fisica gioca un ruolo cruciale in questa filosofia, non come mezzo punitivo per "bruciare calorie", ma come strumento per celebrare ciò che il nostro corpo può fare, migliorare il nostro umore e la nostra energia, e supportare la nostra salute generale. Il movimento dovrebbe essere una fonte di gioia, non di sofferenza.

Infine, sosteniamo l'importanza della gentilezza verso sé stessi nel percorso verso il dimagrimento e il benessere. Cambiamenti duraturi nascono da un atteggiamento di cura e non di critica. Celebrare i piccoli successi, essere pazienti con sé stessi nei momenti di difficoltà, e riconoscere che il percorso verso il benessere è fatto di alti e bassi, sono principi fondamentali.

In questo libro, vi invitiamo a unirvi a noi in un viaggio che va oltre la semplice perdita di peso. È un percorso di scoperta personale, di apprendimento su come nutrire e muovere il corpo in modo sano e gioioso, e di costruzione di un rapporto pacifico e gratificante con il cibo e con sé stessi. La nostra speranza è che, attraverso queste pagine, possiate trovare gli strumenti e l'ispirazione per trasformare non solo il vostro corpo ma anche il vostro modo di vivere, verso una salute e una felicità più profonde e durature.

Fondamenti del Dimagrimento Intelligente

La scienza del metabolismo e l'importanza dell'equilibrio calorico

Per intraprendere un percorso di dimagrimento intelligente, è fondamentale partire da una comprensione chiara di come funziona il nostro corpo, in particolare riguardo al metabolismo e all'equilibrio calorico. Il metabolismo è l'insieme dei processi chimici che si svolgono nel nostro organismo per mantenerlo vivo, operante e in grado di svolgere tutte le sue funzioni, dalla digestione al movimento, dalla respirazione alla regolazione della temperatura corporea. È il motore della vita, e la velocità con cui funziona è determinante per il modo in cui il nostro corpo utilizza le calorie che assumiamo con il cibo.

L'equilibrio calorico, invece, si riferisce alla relazione tra le calorie che introduciamo nel nostro organismo attraverso l'alimentazione e quelle che consumiamo con l'attività fisica e i processi metabolici. Se assumiamo più calorie di quelle che il nostro corpo consuma, queste calorie in eccesso si trasformeranno in grasso, portando a un aumento di peso. Al contrario, se consumiamo più calorie di quelle che assumiamo, il nostro corpo attingerà all'energia immagazzinata sotto forma di grasso per compensare il deficit, portando a una perdita di peso.

Questa dinamica calorica è alla base di ogni processo di dimagrimento, ma è importante sottolineare che non tutte le calorie sono uguali. La qualità del cibo che mangiamo ha un impatto significativo sul nostro metabolismo, sulla nostra salute e sul nostro benessere generale. Alimenti ricchi di nutrienti non solo forniscono al nostro corpo l'energia di cui ha bisogno per funzionare al meglio, ma possono anche influenzare positivamente la velocità del nostro metabolismo, facilitando un più efficace utilizzo delle calorie.

Inoltre, il nostro metabolismo non è un meccanismo fisso; può variare significativamente in base a diversi fattori, tra cui l'età, il genere, la composizione corporea (percentuale di grasso rispetto alla massa muscolare) e lo stile di vita. Attività come l'esercizio fisico possono aumentare il nostro dispendio calorico giornaliero e migliorare la composizione corporea, incrementando la massa muscolare a scapito del grasso. Questo è importante perché il tessuto muscolare brucia più calorie a riposo rispetto al tessuto adiposo, rendendo l'attività fisica un potente strumento nel nostro arsenale per il dimagrimento intelligente.

Capire questi concetti è il primo passo per sviluppare un approccio al dimagrimento che sia sano, sostenibile e basato su solide basi scientifiche. Invece di inseguire diete di moda o soluzioni rapide e inefficaci, un'accurata comprensione del metabolismo e dell'equilibrio calorico ci permette di adottare strategie di dimagrimento che rispettano il nostro corpo e ne supportano il funzionamento ottimale, portandoci gradualmente verso il peso ideale e migliorando la nostra salute generale.

Differenza tra perdita di peso e perdita di grasso

Mentre intraprendiamo il percorso verso un dimagrimento intelligente, è cruciale distinguere tra due concetti spesso confusi: perdita di peso e perdita di grasso. Questa distinzione è fondamentale per stabilire obiettivi di salute e benessere che siano sia realistici sia sostenibili a lungo termine.

La perdita di peso può verificarsi per diverse ragioni: perdita di grasso, certo, ma anche perdita di muscoli, acqua e persino variazioni nel contenuto del nostro sistema digestivo. Quando ci pesiamo e vediamo un calo sulla bilancia, quel numero inferiore non ci dice esattamente da cosa deriva quella perdita. Questo è il motivo per cui molte diete estreme o a breve termine possono essere ingannevoli: possono causare una rapida perdita di peso, ma spesso a scapito della massa muscolare e dell'idratazione, non solo del grasso corporeo.

La perdita di grasso, d'altra parte, si riferisce specificamente alla riduzione del tessuto adiposo nel nostro corpo. È questo l'obiettivo primario per chi cerca non solo di dimagrire, ma di migliorare la propria composizione corporea e salute generale. La perdita di grasso è solitamente un processo più graduale e richiede un approccio olistico che include una dieta bilanciata, ricca di nutrienti, e un regolare esercizio fisico, particolarmente quello di forza, che aiuta a mantenere o addirittura ad aumentare la massa muscolare mentre si perde grasso.

Per focalizzarsi sulla perdita di grasso piuttosto che sulla semplice perdita di peso, è importante adottare strategie che tengano conto del bilancio calorico (come discusso precedentemente), ma anche della qualità delle calorie consumate e del tipo di esercizio praticato. Alimenti che sono densi di nutrienti, piuttosto che semplicemente calorici, supportano il metabolismo e aiutano il corpo a funzionare in modo ottimale. Parallelamente, l'incorporazione di esercizi di resistenza o di forza nel proprio regime può incrementare la massa muscolare, che a sua volta brucia più calorie a riposo rispetto al tessuto adiposo.

Inoltre, monitorare il proprio progresso attraverso misurazioni della composizione corporea, come la percentuale di grasso corporeo, può fornire una visione più accurata dei cambiamenti del corpo rispetto alla sola bilancia. Questo approccio consente di apprezzare i veri progressi fatti verso la riduzione del grasso corporeo, anche se il peso totale non dovesse diminuire significativamente.

Infine, comprendere e accettare che la perdita di grasso è un processo che richiede tempo, pazienza e coerenza è vitale. Diversamente dalle promesse di risultati rapidi e facili proposte da molte diete popolari, un cambiamento sostenibile nella composizione corporea è il risultato di abitudini sane adottate nel lungo termine. Questo non solo assicura una perdita di grasso efficace ma contribuisce anche a instaurare un rapporto più sano e positivo con il cibo e l'esercizio fisico, elementi chiave per il mantenimento del peso e del benessere complessivo.

L'importanza di un approccio flessibile alla dieta

Nell'ambito del dimagrimento e del mantenimento di uno stile di vita sano, l'adozione di un approccio flessibile alla dieta si è dimostrata non solo efficace, ma anche sostenibile nel lungo termine. Questo concetto si distacca nettamente dalle diete restrittive tradizionali, che spesso impongono regole rigide e limitazioni severe sull'assunzione di determinati alimenti o gruppi alimentari. Un approccio flessibile, invece, promuove un rapporto più equilibrato e salutare con il cibo, consentendo una maggiore varietà alimentare e riducendo il rischio di carenze nutrizionali.

La flessibilità nella dieta si basa sull'idea che non ci sono alimenti intrinsecamente "buoni" o "cattivi", ma che ogni alimento può avere un posto nel contesto di un'alimentazione globalmente sana. Questo approccio incoraggia a concentrarsi sul quadro generale dell'alimentazione piuttosto che ossessionarsi su singoli pasti o scelte alimentari. Permette di godere di una fetta di torta ad una festa di compleanno o di un pasto fuori senza sensi di colpa, integrando questi piaceri nella propria dieta senza compromettere gli obiettivi di salute e dimagrimento.

Uno dei principi fondamentali di un approccio flessibile è l'auto-osservazione e l'auto-regolazione. Invece di seguire ciecamente un piano alimentare prestabilito, si impara a ascoltare i segnali del proprio corpo, come la fame e la sazietà, e a regolare di conseguenza l'assunzione di cibo. Questo non solo aiuta a prevenire l'eccesso di cibo e le restrizioni eccessive, ma promuove anche un maggiore senso di controllo e autonomia sulle proprie scelte alimentari.

La flessibilità alimentare incoraggia inoltre la diversità nella scelta degli alimenti, essenziale per garantire un'ampia gamma di nutrienti. Questo è particolarmente importante in un contesto di dimagrimento, dove la tendenza può essere quella di limitare eccessivamente l'apporto calorico, rischiando di compromettere l'assunzione di vitamine, minerali e altri nutrienti cruciali per il corretto funzionamento dell'organismo.

Adottare un approccio flessibile può anche avere significativi benefici psicologici. La restrizione alimentare eccessiva è spesso associata a sentimenti di privazione, che possono portare a episodi di alimentazione compulsiva e a un ciclo di colpa e restrizione ancora più severa. La flessibilità, al contrario, riduce lo stress psicologico legato all'alimentazione e promuove un rapporto più sano e positivo con il cibo.

In sintesi, l'importanza di un approccio flessibile alla dieta risiede nella sua capacità di promuovere un dimagrimento sostenibile e un benessere a lungo termine. Incoraggiando l'ascolto del proprio corpo, la diversità alimentare e la riduzione dello stress psicologico legato all'alimentazione, questo approccio offre una via più equilibrata e gioiosa verso la salute e la forma fisica.

Alimentazione consapevole

Principi di un'alimentazione sana e bilanciata

Adottare un'alimentazione consapevole significa nutrirsi in modo che supporti la salute del corpo e della mente, riconoscendo e rispettando i segnali di fame e sazietà che il nostro organismo ci invia. Un'alimentazione sana e bilanciata è la pietra angolare di questo approccio, fornendo al corpo tutti i nutrienti di cui ha bisogno per funzionare al meglio, promuovendo il benessere generale e facilitando un dimagrimento sostenibile.

Ecco i principi fondamentali che guidano l'alimentazione consapevole:

Varietà Alimentare: La diversità nella dieta non solo previene la noia alimentare, ma assicura anche un ampio spettro di nutrienti essenziali. Un piatto colorato, pieno di frutta e verdura di vari colori, cereali integrali, proteine magre, e grassi sani, contribuisce a coprire le esigenze nutrizionali quotidiane. Ogni gruppo alimentare apporta i suoi benefici unici, quindi includerli tutti è fondamentale per una dieta equilibrata.

Equilibrio Nutrizionale: Bilanciare i macronutrienti (carboidrati, proteine e grassi) e i micronutrienti (vitamine e minerali) è cruciale per mantenere il corpo in salute. Non esiste un rapporto fisso ideale che valga per tutti; il segreto sta nell'ascoltare il proprio corpo e adattare la propria alimentazione in base alle proprie esigenze energetiche, preferenze personali, e obiettivi di salute.

Porzioni Adeguate: Ascoltare il proprio corpo e riconoscere i segnali di fame e sazietà aiuta a determinare quanto mangiare. Servirsi porzioni controllate può prevenire il sovra consumo involontario, ma è altrettanto importante concedersi di mangiare di più quando si ha effettivamente fame. L'alimentazione consapevole rigetta l'idea di mangiare quantità fisse, promuovendo invece l'ascolto e il rispetto dei bisogni del proprio corpo.

Qualità del Cibo: Preferire cibi non trasformati o minimamente trasformati. Gli alimenti integrali, ricchi di nutrienti e poveri di additivi, sostengono la salute meglio di quelli altamente raffinati e processati. Questi ultimi spesso contengono zuccheri aggiunti, grassi non salutari e calorie vuote che possono influenzare negativamente il peso e la salute generale.

Pianificazione e Preparazione: Dedicare tempo alla pianificazione dei pasti e alla preparazione dei cibi può facilitare scelte alimentari più sane. Avere a disposizione snack e pasti nutritivi previene la tendenza a ricorrere al cibo spazzatura o al fast food quando si ha fame ma poco tempo per cucinare.

Mangiare Senza Distrazioni: Dedicare attenzione al proprio pasto, evitando di mangiare davanti alla TV o al computer, può aiutare a riconoscere i segnali di sazietà del corpo e migliorare la digestione. Mangiare in modo consapevole significa anche apprezzare il cibo con tutti i sensi, riconoscendo e godendo dei sapori, delle texture e degli aromi.

Incorporando questi principi nell'approccio quotidiano all'alimentazione, si promuove non solo la perdita di peso o il mantenimento di un peso sano, ma si migliora anche la qualità della vita. Un'alimentazione sana e bilanciata, infatti, influisce positivamente sull'umore, sull'energia e sulla salute generale, permettendo di vivere con maggiore pienezza e soddisfazione.

Come ascoltare il proprio corpo e riconoscere i segnali di fame e sazietà

Imparare ad ascoltare il proprio corpo e a interpretare accuratamente i suoi segnali è una componente essenziale di un'alimentazione consapevole. Questo processo ci permette di distinguere tra la fame fisica e quella emotiva, contribuendo a stabilire un rapporto più sano con il cibo.

Ecco come poter affinare la capacità di ascolto del proprio corpo:

Distinguere Fame Fisica da Fame Emotiva:

- Fame fisica: Si sviluppa gradualmente e può essere soddisfatta con vari tipi di cibo. Si accompagna spesso a segnali fisici tangibili, come lo stomaco vuoto, la diminuzione di energia e, in alcuni casi, il brontolio dell'intestino. Mangiare in risposta alla fame fisica porta a una sensazione di soddisfazione e benessere.
- Fame emotiva: Si manifesta improvvisamente e spesso desidera un tipo specifico di "comfort food". È innescata da emozioni come stress, tristezza, noia o felicità, piuttosto che da un reale bisogno fisico di nutrimento. Mangiare in risposta alla fame emotiva raramente porta a una vera sensazione di sazietà o soddisfazione.

Ascoltare i Segnali di Fame:

- Prima di mangiare, chiediti se la tua fame è fisica o emotiva. Se riesci a posticipare il pasto senza disagio, potrebbe trattarsi di fame emotiva.
- Aspetta alcuni minuti prima di decidere di mangiare, dando tempo ai segnali di fame di diventare più chiari.

Riconoscere i Segnali di Sazietà:

- Durante il pasto, fai pause regolari per valutare il tuo livello di sazietà. Questo aiuta a evitare di mangiare troppo e a capire meglio quando hai effettivamente smesso di avere fame.
- Impara a riconoscere quando sei "saziamente soddisfatto" piuttosto che "pieno". L'obiettivo è smettere di mangiare quando ti senti a tuo agio e soddisfatto, non gonfio o scomodo.

Praticare la Mindfulness Alimentare:

- Concentrati sul cibo che stai mangiando, apprezzando il sapore, la texture e l'aroma. Questo può aiutarti a goderti di più il cibo e a sentirti sazio con porzioni minori.
- Evita le distrazioni mentre mangi. Mangiare davanti alla TV o al computer può portarti a ignorare i segnali di sazietà del tuo corpo.

Gestire la Fame Emotiva:

- Trova modi sani per affrontare le emozioni senza ricorrere al cibo. Attività come camminare, praticare yoga, leggere, o parlare con un amico possono offrire sollievo dalle emozioni negative senza l'uso del cibo come conforto.

- Se ti ritrovi a mangiare in risposta alle emozioni, non punirti. Riconosci il comportamento, esplora i sentimenti che lo hanno scatenato e considera strategie alternative per la prossima volta.

Sviluppare la capacità di ascoltare il proprio corpo e di rispondere adeguatamente ai suoi segnali è un processo che richiede tempo, pazienza e pratica. Man mano che diventi più sintonizzato con i segnali di fame e sazietà, scoprirai un modo di mangiare che sostiene naturalmente il tuo benessere e il tuo percorso verso un peso salutare.

Suggerimenti per gestire le voglie e migliorare la relazione con il cibo

Affrontare le voglie in modo sano e costruire una relazione positiva con il cibo sono aspetti cruciali di un'alimentazione consapevole. Le voglie, spesso vissute come momenti di debolezza, possono diventare opportunità per approfondire la comprensione di sé e per nutrire il corpo in modo intuitivo.

Ecco alcuni suggerimenti per gestire le voglie e per promuovere un rapporto armonioso con il cibo:

1. Identifica la Fonte delle tue Voglie:

Prima di cedere a una voglia, fai una pausa e rifletti sulle sue possibili cause. Domandati se proviene da una necessità fisica, da una carenza nutrizionale, o se è scatenata da emozioni o abitudini. Capire l'origine della voglia può aiutarti a trovare modi più adatti per soddisfarla.

2. Non Vietarti Alimenti:

Porre divieti su certi alimenti può intensificare le voglie e portare a un consumo eccessivo quando finalmente cedi. Invece, permetti a te stesso di godere di tutti i cibi con moderazione. Questo approccio riduce il potere delle voglie e facilita una relazione più equilibrata con il cibo.

3. Trova Alternative Sane:

Se le tue voglie sono frequenti e specifiche, cerca alternative più sane che soddisfino il desiderio senza compromettere i tuoi obiettivi nutrizionali. Ad esempio, se desideri qualcosa di dolce, opta per frutta fresca o yogurt greco con un po' di miele anziché per dolci ricchi di zuccheri aggiunti.

4. Ascolta il tuo Corpo:

Se decidi di concederti a una voglia, fallo in modo consapevole. Goditi pienamente l'esperienza, mangiando lentamente e prestando attenzione alle sensazioni di piacere che ne derivano. Questo può aiutarti a sentirti soddisfatto con porzioni minori.

5. Implementa Strategie di Distrattività:

A volte, le voglie sono temporanee e possono essere superate semplicemente distrattendosi. Fare una passeggiata, leggere un libro o dedicarsi a un hobby può aiutare a distogliere la mente dal cibo fino a quando la voglia non passa.

6. Mantieni una Dieta Equilibrata:

Consumare pasti regolari e bilanciati aiuta a prevenire improvvisi cali di zuccheri nel sangue, che possono scatenare le voglie. Assicurati che i tuoi pasti includano una buona fonte di proteine, grassi sani e fibre per mantenerti sazio e energico per tutto il giorno.

7. Rifletti sulle tue Emozioni:

Se le tue voglie sono spesso legate a stati emotivi, cerca di sviluppare strategie più salutari per affrontare queste emozioni. Tecniche di rilassamento, la meditazione, l'esercizio fisico, o parlare con un amico possono essere alternative efficaci al cibo per gestire lo stress, la tristezza o la noia.

8. Crea un Ambiente di Supporto:

Rendi più facile fare scelte alimentari sane modificando il tuo ambiente. Tieni a portata di mano snack salutari e limita la disponibilità di cibi altamente lavorati e snack poco nutritivi in casa.

Ricorda che l'obiettivo non è eliminare completamente le voglie, ma imparare a gestirle in modo che non ostacolino il tuo percorso verso una vita più sana e felice. Coltivare una relazione positiva con il cibo significa accettare che occasionalmente indulgere fa parte di un approccio equilibrato all'alimentazione.

Personalizza la tua dieta

Guida alla comprensione del proprio metabolismo e come questo influisce sulla perdita di peso

Il metabolismo è un insieme di processi chimici che si verificano all'interno del nostro corpo per mantenerlo vivo, attivo e in grado di crescere, ripararsi e adattarsi. Questi processi comprendono quelli che trasformano il cibo e le bevande in energia e quelli che utilizzano l'energia. Comprendere il proprio metabolismo è fondamentale per personalizzare la dieta in modo che supporti i propri obiettivi di salute, benessere e dimagrimento.

Ecco alcuni passaggi chiave per iniziare:

1. Conosci il Tuo Tasso Metabolico Basale (TMB):

Il TMB è la quantità di energia espressa in calorie che il tuo corpo necessita per funzionare a riposo per 24 ore. Dipende da vari fattori, inclusi età, sesso, peso e composizione corporea. Conoscere il tuo TMB può aiutarti a capire quante calorie il tuo corpo richiede per le funzioni vitali, fornendo una base per calcolare l'apporto calorico necessario per mantenere, perdere o aumentare il peso.

2. Considera il Livello di Attività Fisica:

Il tuo stile di vita e il livello di attività fisica influenzano il numero di calorie che bruci al di sopra del tuo TMB. Questo è noto come effetto termico dell'attività. Calcolare il tuo fabbisogno calorico totale tenendo conto sia del TMB sia dell'attività fisica ti permette di personalizzare la tua dieta in base al tuo stile di vita.

3. Identifica la Composizione Corporea:

La composizione corporea, ovvero il rapporto tra massa grassa e massa magra (muscoli, ossa, acqua, ecc.), influisce sul metabolismo. Maggiore è la massa magra, più alto sarà il metabolismo a riposo, poiché il tessuto muscolare brucia più calorie del tessuto adiposo. Considerare la composizione corporea può aiutarti a stabilire obiettivi realistici e a scegliere le strategie alimentari e di esercizio più efficaci per il tuo corpo.

4. Ascolta il Tuo Corpo:

Ogni persona ha risposte metaboliche uniche a diversi tipi di cibo e modelli di alimentazione. Prestare attenzione a come ti senti dopo aver mangiato determinati alimenti può fornire indizi su ciò che il tuo corpo preferisce o tollera meno. Alcuni potrebbero scoprire che rispondono meglio a un'alimentazione ricca di proteine, mentre altri potrebbero trovare che un maggiore apporto di carboidrati complessi supporta meglio il loro livello di energia.

5. Aggiusta e Monitora:

La personalizzazione della dieta è un processo dinamico. Man mano che il tuo stile di vita, il livello di attività e gli obiettivi cambiano, potrebbe essere necessario aggiustare il tuo piano alimentare. Monitorare regolarmente i progressi e fare aggiustamenti in base ai risultati e alle sensazioni può aiutare a mantenere la dieta allineata con le tue esigenze metaboliche attuali.

6. Considera un Supporto Professionale:

Per una comprensione più profonda del proprio metabolismo e per ricevere consigli personalizzati, potrebbe essere utile consultare un dietista o un nutrizionista. Questi professionisti possono aiutare a valutare la tua situazione specifica e a sviluppare un piano alimentare su misura per te.

Comprendere e rispettare il proprio metabolismo è essenziale per creare una dieta che non solo supporti i tuoi obiettivi di dimagrimento o di mantenimento del peso, ma che promuova anche il benessere generale e l'ottimizzazione della salute a lungo termine.

Consigli alimentari specifici per diverse fasce d'età e stili di vita

La personalizzazione della dieta in base all'età e allo stile di vita è fondamentale per ottimizzare la salute e il benessere generale. Con l'avanzare dell'età, le esigenze nutrizionali del corpo cambiano, così come cambiano in base al livello di attività fisica e agli impegni quotidiani.

Ecco alcuni consigli per adattare l'alimentazione alle diverse fasi della vita e ai vari stili di vita:

Bambini e Adolescenti:
Questa fascia d'età richiede un apporto nutrizionale che supporti la crescita e lo sviluppo. È importante garantire una dieta equilibrata ricca di frutta, verdura, cereali integrali, fonti di proteine magre e latticini (o alternative), limitando zuccheri aggiunti e grassi saturi.

Incoraggiare l'attività fisica regolare e stabilire abitudini alimentari sane fin dall'infanzia può aiutare a prevenire problemi di salute in età adulta.

Adulti Giovani e di Mezza Età:
Gli adulti spesso affrontano sfide legate allo stress, alla gestione del peso e alla salute metabolica. Una dieta focalizzata sulla varietà e la densità nutrizionale, che include abbondanti fibre, proteine di alta qualità e grassi

sani, può aiutare a mantenere un metabolismo efficiente e a prevenire malattie croniche.

Per chi conduce uno stile di vita sedentario, è particolarmente importante monitorare l'apporto calorico e aumentare l'attività fisica per bilanciare l'energia consumata con quella spesa.

Anziani:

Con l'avanzare dell'età, il metabolismo rallenta e la massa muscolare tende a diminuire. La dieta dovrebbe quindi concentrarsi sul mantenimento della massa muscolare attraverso un adeguato apporto proteico, sulla prevenzione dell'osteoporosi con alimenti ricchi di calcio e vitamina D, e sul supporto della funzione cognitiva con alimenti contenenti omega-3 e antiossidanti.

L'idratazione è cruciale in questa fase della vita, poiché la sensazione di sete può diminuire con l'età.

Atleti e Persone Molto Attive:

Chi pratica regolarmente attività fisica intensa ha esigenze nutrizionali superiori per supportare la performance e il recupero. Un apporto maggiore di carboidrati complessi è essenziale per mantenere le riserve di energia, mentre proteine di alta qualità aiutano nella riparazione e nella crescita muscolare.

L'idratazione e l'assunzione di elettroliti sono fondamentali per prevenire la disidratazione e per ottimizzare la performance fisica.

Persone con Condizioni Specifiche o Esigenze Dietetiche Particolari:

Condizioni di salute come diabete, malattie cardiovascolari e intolleranze alimentari richiedono approcci dietetici specifici. Collaborare con professionisti della nutrizione per sviluppare piani alimentari personalizzati può garantire che la dieta supporti la gestione della condizione senza compromettere il benessere generale.

In questi casi, è cruciale una stretta attenzione alla qualità degli alimenti, al bilanciamento dei macronutrienti e, se necessario, all'eliminazione o alla sostituzione di certi alimenti.

Adattare la dieta alle specifiche esigenze legate all'età e allo stile di vita non solo può aiutare a ottimizzare la salute e il benessere ma può anche migliorare la qualità della vita. È importante, tuttavia, ricordare che qualsiasi modifica alla dieta dovrebbe tener conto delle preferenze personali, della sostenibilità nel lungo termine e, ove possibile, essere discussa con un professionista della nutrizione.

L'importanza della varietà alimentare e come evitare le carenze nutrizionali

Mantenere una dieta varia è fondamentale per garantire un'adeguata assunzione di tutti i nutrienti necessari al nostro organismo per funzionare correttamente. Una dieta monolitica non solo può diventare noiosa dal punto di vista gustativo, ma può anche portare a carenze nutrizionali con conseguenze negative sulla salute.

Ecco come promuovere la varietà alimentare e prevenire le carenze:

1. Esplora Tutti i Gruppi Alimentari:
Assicurati che la tua dieta includa una vasta gamma di alimenti dai principali gruppi: frutta, verdura, cereali integrali, proteine (sia animali che vegetali), e grassi sani. Ogni gruppo fornisce diversi nutrienti essenziali che il corpo necessita per il suo benessere.

2. Varia le Scelte all'Interno dei Gruppi Alimentari:
Anche all'interno di ciascun gruppo alimentare, cerca di variare le tue scelte. Ad esempio, non limitarti a consumare solo un tipo di verdura o frutto, ma esplora le diverse varietà disponibili. Questo non solo arricchirà il tuo regime alimentare dal punto di vista nutrizionale ma anche sensoriale.

3. Sperimenta con Cibi Nuovi:

Prova regolarmente nuovi alimenti e ricette. Questo può aiutare a scoprire nuovi sapori che ami e a incorporare una maggiore varietà di nutrienti nella tua dieta. La sperimentazione culinaria può essere un'avventura entusiasmante che beneficia sia il palato sia la salute.

4. Presta Attenzione ai Nutrienti Chiave:

Ci sono alcuni nutrienti che sono più difficili da ottenere in quantità adeguate, soprattutto se segui diete restrittive o hai esigenze nutrizionali specifiche (come ferro, calcio, omega-3, vitamine D e B12). Identifica le fonti alimentari ricche di questi nutrienti e cerca di includerle regolarmente nella tua dieta.

5. Utilizza Integratori se Necessario:

In alcuni casi, soprattutto in presenza di restrizioni dietetiche specifiche (come nelle diete vegetariane o vegane, o per chi soffre di allergie alimentari), può essere difficile ottenere alcuni nutrienti solo dall'alimentazione. Consulta un professionista della nutrizione per valutare se sono necessari integratori per colmare eventuali lacune nutrizionali.

6. Monitora la Tua Salute:

Eseguire controlli medici regolari e analisi del sangue può aiutare a identificare precocemente eventuali carenze nutrizionali, consentendo di intervenire tempestivamente con aggiustamenti dietetici o supplementazione.

7. Educazione Nutrizionale:

Informarsi sui valori nutrizionali degli alimenti e sulle proprie esigenze nutrizionali specifiche può aiutare a fare scelte alimentari più consapevoli. Approfittare di risorse affidabili, libri, workshop o consulenze con nutrizionisti sono ottimi modi per ampliare la propria conoscenza in materia di nutrizione.

Adottare un approccio alimentare vario e bilanciato non solo previene le carenze nutrizionali ma contribuisce anche a una maggiore godibilità dei pasti e a una salute ottimale. La chiave sta nell'esplorare, variare e godere della vasta gamma di alimenti che la natura offre, assicurandosi al contempo di soddisfare tutte le esigenze nutrizionali del corpo.

Oltre la Dieta: Abitudini per un Benessere a 360°

L'importanza dell'attività fisica e suggerimenti per integrarla nella routine quotidiana

Mentre una dieta bilanciata è fondamentale per mantenere un peso sano e promuovere la salute generale, l'attività fisica gioca un ruolo altrettanto cruciale nel raggiungere un benessere a 360 gradi. L'esercizio fisico regolare non solo aiuta a bruciare calorie e a costruire muscoli, ma ha anche numerosi benefici per la salute che vanno oltre la perdita di peso, inclusi il miglioramento dell'umore, l'aumento dell'energia e la riduzione del rischio di malattie croniche.

Suggerimenti per Integrare l'Attività Fisica nella Routine Quotidiana:

1. Trova un'Attività che Ami:
L'esercizio non deve essere una seccatura. Sia che tu preferisca camminare, correre, nuotare, andare in bicicletta, fare yoga, danzare o sollevare pesi,

l'importante è scegliere un'attività che ti piaccia. Sarai molto più propenso a restare coerente se ti diverti mentre ti muovi.

2. Stabilisci Obiettivi Realistici:

Inizia con obiettivi piccoli e gestibili. Se non sei abituato a fare molto esercizio, prova a dedicare anche solo 10-15 minuti al giorno all'attività fisica e aumenta gradualmente la durata e l'intensità.

3. Rendi l'Esercizio una Priorità:

Programma l'attività fisica come qualsiasi altro impegno importante. Mettila in calendario e trattala con la stessa serietà di una riunione di lavoro o di un appuntamento medico.

4. Sfrutta le Opportunità Quotidiane per Muoverti:

Cerca modi per essere più attivo nella tua vita quotidiana. Usa le scale anziché l'ascensore, fai passeggiate durante le pause pranzo, vai al lavoro in bicicletta o a piedi se possibile, o dedica tempo al giardinaggio o alle pulizie domestiche.

5. Esercizio Sociale:

Coinvolgi amici o familiari nell'attività fisica. Allenarsi insieme può aumentare la motivazione e rendere l'esercizio un'esperienza più divertente e sociale.

6. Monitora i tuoi Progressi:

Tieni traccia dei tuoi allenamenti e dei progressi. Usare un'app di fitness o un diario può aiutarti a restare motivato e a vedere quanto sei andato avanti nel tempo.

7. Ascolta il Tuo Corpo:

Mentre è importante spingersi, è altrettanto cruciale ascoltare i segnali del proprio corpo. Se ti senti dolorante o stanco, concediti il riposo necessario. Il recupero è essenziale per prevenire infortuni e per consentire al corpo di adattarsi e diventare più forte.

Incorporando l'attività fisica nella tua routine quotidiana, potrai sperimentare non solo miglioramenti nella gestione del peso e nella composizione corporea, ma anche benefici significativi per la salute mentale e fisica. Ricorda, l'obiettivo è fare del movimento una parte naturale e piacevole della tua vita, non una punizione o un obbligo.

Gestione dello stress e del sonno e il loro impatto sul peso e sul benessere generale

Oltre all'attività fisica e a una dieta bilanciata, la gestione efficace dello stress e la garanzia di un sonno di qualità sono fondamentali per il benessere complessivo e il controllo del peso. Stress cronico e privazione del sonno possono avere effetti negativi sia sulla salute fisica sia mentale, influenzando il metabolismo, l'appetito e le scelte alimentari, nonché aumentando il rischio di malattie croniche.

Strategie per la Gestione dello Stress:

1. Tecniche di Rilassamento:
Pratiche come la meditazione, il respiro profondo, lo yoga o il tai chi possono aiutare a ridurre i livelli di stress. Dedicare anche solo pochi minuti al giorno a queste attività può avere effetti significativi sul benessere emotivo.

2. Attività Fisica Regolare:
L'esercizio fisico è un potente antistress naturale. L'attività fisica può aiutare a ridurre i livelli di stress rilasciando endorfine, i cosiddetti "ormoni della felicità", che migliorano l'umore e riducono l'ansia.

3. Tempo di Qualità:
Trascorrere tempo con amici e familiari o dedicarsi a hobby e interessi può aiutare a distogliere la mente dalle preoccupazioni quotidiane e ridurre lo stress.

4. Gestione del Tempo:
Una pianificazione efficace e la gestione del tempo possono ridurre significativamente lo stress. Imparare a

dire di no a impegni eccessivi e a stabilire priorità può aiutare a mantenere uno stile di vita più bilanciato.

Strategie per Migliorare la Qualità del Sonno:

1. Stabilire una Routine Serale:
Creare un rituale serale rilassante, come leggere o fare un bagno caldo, può segnalare al tuo corpo che è ora di rallentare e prepararsi al sonno.

2. Mantenere Orari di Sonno Regolari:
Andare a letto e svegliarsi alla stessa ora ogni giorno aiuta a regolare l'orologio interno del corpo e può migliorare la qualità del sonno.

3. Limitare l'Esposizione alla Luce Blu:
Ridurre l'uso di dispositivi elettronici come smartphone e computer prima di andare a letto può aiutare a prevenire disturbi del sonno causati dall'esposizione alla luce blu.

4. Creare un Ambiente Confortevole:
Assicurarsi che la camera da letto sia fresca, silenziosa e confortevole. Investire in un buon materasso e in cuscini di qualità può fare una grande differenza nella qualità del sonno.

5. Limitare Caffeina e Pasti Pesanti:
Evitare caffeina e pasti pesanti nelle ore serali può contribuire a prevenire disturbi del sonno.

La gestione efficace dello stress e il sonno di qualità sono essenziali per mantenere l'equilibrio ormonale, regolare l'appetito e fornire l'energia necessaria per affrontare le attività quotidiane, inclusa l'attività fisica regolare. Inoltre, ridurre lo stress e migliorare il sonno può aiutare a prevenire l'alimentazione emotiva e a fare scelte alimentari più sane, sostenendo così gli sforzi di perdita di peso e promuovendo un benessere a tutto tondo.

Tecniche di mindfulness e consapevolezza alimentare

La mindfulness, o la pratica della piena consapevolezza, può avere un impatto profondamente positivo sul benessere generale, in particolare quando applicata all'alimentazione. La consapevolezza alimentare incoraggia un'attenzione intenzionale al momento presente durante il consumo di cibo, permettendo di sperimentare appieno i sapori, le texture e i profumi, e di riconoscere i segnali di fame e sazietà del corpo.

Ecco alcune tecniche per incorporare la mindfulness e la consapevolezza alimentare nella tua routine quotidiana:

1. Mangia Senza Distrazioni:

Crea un ambiente sereno per i pasti, libero da distrazioni come la TV, il computer o lo smartphone. Concentrarti esclusivamente sul cibo davanti a te ti permette di apprezzare pienamente l'esperienza alimentare e di ascoltare meglio i segnali del tuo corpo.

2. Ascolta il Tuo Corpo:

Prima di iniziare a mangiare, fai una pausa per valutare il livello di fame. Chiediti se stai mangiando per fame fisica o per rispondere a stimoli emotivi o esterni. Durante il pasto, fai attenzione ai segnali di sazietà e cerca di fermarti quando ti senti confortevolmente pieno.

3. Apprezzamento del Cibo:

Prima di mangiare, dedica un momento per esprimere gratitudine per il cibo che hai davanti. Considera il percorso che il cibo ha fatto per arrivare al tuo piatto e il lavoro di chi lo ha prodotto. Questo può aiutare a coltivare un senso di apprezzamento e connessione con il cibo.

4. Assapora Ogni Boccone:

Prenditi il tempo per masticare lentamente e assaporare ogni boccone. Nota le diverse texture, sapori e aromi. Mangiare lentamente non solo migliora la digestione, ma aumenta anche la sensazione di sazietà.

5. Pratica la Gentilezza Verso Te Stesso:

La mindfulness include anche un atteggiamento di non giudizio. Se mangi più del previsto o scegli alimenti meno salutari, evita di criticarti. Riconosci l'esperienza come un'opportunità di apprendimento e ricorda che ogni pasto o snack è un'occasione per fare scelte consapevoli.

6. Esplora con Curiosità:

Usa i pasti come un'opportunità per esplorare nuovi alimenti e sapori. Avvicinarsi all'alimentazione con una mentalità aperta e curiosa può trasformare il modo in cui vivi i pasti e aiutarti a scoprire nuovi piatti che ami.

7. Consapevolezza delle Porzioni:

Pratica la consapevolezza delle porzioni servendoti quantità moderate e valutando se hai ancora fame prima di servirti di nuovo. Questo può aiutare a prevenire il sovra consumo involontario.

Incorporare la mindfulness e la consapevolezza alimentare nella tua vita non solo può migliorare la tua relazione con il cibo, ma anche aiutarti a fare scelte alimentari più sane, a goderti di più i pasti e a rispondere meglio ai bisogni fisici del tuo corpo. Questa pratica porta a un maggiore benessere fisico ed emotivo, sostenendo uno stile di vita equilibrato e consapevole.

Ricette per il Dimagrimento Intelligente

Ricette per colazione, pranzo, cena e snack che sono sia nutrienti che soddisfacenti

Iniziare la giornata con una colazione nutriente e soddisfacente può avere un impatto significativo sul controllo del peso, sull'energia e sulla concentrazione. Una colazione equilibrata dovrebbe includere un buon equilibrio di macronutrienti: proteine, carboidrati complessi e grassi salutari, oltre a vitamine e minerali essenziali.

Ecco alcune ricette per colazioni che supportano il dimagrimento intelligente, garantendo al tempo stesso gusto e sazietà.

<u>Colazione</u>

1. Frullato Proteico Verde
Ingredienti:

- 1 tazza di spinaci freschi
- 1 banana matura
- 1/2 tazza di albicocche o mango congelati
- 1 cucchiaio di semi di chia

- 1 scoop di proteine in polvere a scelta
- 1 tazza di latte di mandorla o acqua

Preparazione:

1. Unisci tutti gli ingredienti in un frullatore.
2. Frulla fino a ottenere un composto liscio e cremoso.
3. Servi immediatamente per una colazione ricca di nutrienti e energia.

2. Ciotola di Quinoa e Bacche

Ingredienti:

- 1/2 tazza di quinoa cotta
- 1 tazza di latte di mandorla
- 1 tazza di bacche miste (fragole, mirtilli, lamponi)
- 1 cucchiaio di noci tritate
- 1 cucchiaino di sciroppo d'acero (opzionale)

Preparazione:

1. Riscalda la quinoa con il latte di mandorla fino a quando non è calda.
2. Aggiungi le bacche e le noci tritate.
3. Dolcifica con sciroppo d'acero a piacere.
4. Mescola bene e servi per una colazione nutriente.

3. Uova al Forno su Letto di Verdure

Ingredienti:

- 2 uova grandi
- 1 tazza di spinaci freschi tritati
- 1/2 tazza di pomodori ciliegia, tagliati a metà
- 1/4 di cipolla rossa, affettata sottilmente
- Sale e pepe nero, a piacere
- Erbe aromatiche a scelta (ad esempio, timo o origano), facoltativo

Preparazione:

- Preriscalda il forno a 200°C.
- In una teglia piccola o in una pirofila da forno, crea un letto con gli spinaci, i pomodori ciliegia e la cipolla rossa.
- Fai due piccole incavature tra le verdure e rompi un uovo in ciascuna.
- Condisci con sale, pepe e le erbe aromatiche.
- Cuoci in forno per 15-20 minuti, o fino a quando gli albumi sono rappresi ma i tuorli ancora morbidi.
- Servi caldo, magari con una fetta di pane integrale tostato a lato

4. Pancake di Avena e Banana

Ingredienti:

- 1 banana matura, schiacciata

* 3/4 di tazza di fiocchi d'avena
* 1 uovo grande
* 1/2 cucchiaino di lievito in polvere
* 1/4 cucchiaino di cannella in polvere
* Un pizzico di sale
* Olio di cocco o un altro olio per cuocere

Preparazione:

* In un frullatore, mescola i fiocchi d'avena fino a ottenere una farina fine.
* Aggiungi la banana schiacciata, l'uovo, il lievito, la cannella e il sale. Frulla fino a ottenere un impasto omogeneo.
* Riscalda un po' di olio in una padella antiaderente a fuoco medio.
* Versa piccole quantità di impasto nella padella calda, formando pancake di circa 10 cm di diametro.
* Cuoci per 2-3 minuti per lato o fino a doratura.
* Servi caldi, con frutta fresca o uno sciroppo d'acero se desiderato

5. Toast all'Avocado e Uovo Poché

Ingredienti:

* fette di pane integrale
* 1 avocado maturo

- 2 uova
- Succo di limone, a piacere
- Sale e pepe nero, a piacere
- Semi di sesamo o di papavero, per guarnire (facoltativo)

Preparazione:

- Tosta il pane fino a che non è croccante ma ancora morbido all'interno.
- Schiaccia l'avocado con una forchetta e condiscilo con un po' di succo di limone, sale e pepe.
- Spalma l'avocado in modo uniforme sulle fette di pane tostato.
- In una pentola, porta a ebollizione dell'acqua leggermente salata. Riduci il fuoco e crea un vortice nell'acqua con un cucchiaio. Rompi un uovo in una tazza e versalo delicatamente nel vortice. Cuoci per 3-4 minuti o fino a quando l'albume è rappreso ma il tuorlo ancora morbido. Usa una schiumarola per rimuovere l'uovo dall'acqua e sgocciolalo su carta da cucina. Ripeti con l'altro uovo.
- Posa un uovo poché su ciascun toast di avocado. Condisci con sale e pepe a piacere e guarnisci con semi di sesamo o di papavero.
- Servi immediatamente per una colazione ricca e nutriente.

6. Muffin di Avena e Mirtilli

Ingredienti:

- tazze di fiocchi d'avena
- 1 tazza di mirtilli freschi o congelati
- 1 tazza di latte di mandorla (o qualsiasi altro latte a scelta)
- uova grandi
- 1/4 di tazza di sciroppo d'acero puro
- 1 cucchiaino di lievito in polvere
- 1/2 cucchiaino di bicarbonato di sodio
- 1 cucchiaino di estratto di vaniglia
- Un pizzico di sale

Preparazione:

- Preriscalda il forno a 180°C e prepara uno stampo per muffin con dei pirottini di carta.
- In una grande ciotola, mescola insieme fiocchi d'avena, lievito, bicarbonato di sodio e sale.
- In un'altra ciotola, sbatti le uova con il latte di mandorla, lo sciroppo d'acero e l'estratto di vaniglia.
- Unisci i liquidi agli ingredienti secchi, mescolando fino a che non sono ben combinati.
- Delicatamente, incorpora i mirtilli nell'impasto.

- Distribuisci l'impasto negli stampi per muffin e cuoci in forno per 20-25 minuti o fino a quando un stecchino inserito nel centro di un muffin esce pulito.
- Lascia raffreddare prima di servire

7. Yogurt Greco con Noci e Miele

Ingredienti:

- 1 tazza di yogurt greco naturale
- 1/4 di tazza di noci miste (noci, mandorle, nocciole), tritate grossolanamente
- cucchiai di miele
- Un pizzico di cannella (opzionale)

Preparazione:

- Versa lo yogurt greco in una ciotola.
- Cospargi le noci tritate sopra lo yogurt.
- Drizzola il miele sopra lo yogurt e le noci.
- Aggiungi un pizzico di cannella per un tocco di spezia, se desiderato.
- Mescola leggermente prima di mangiare per combinare tutti i sapori

8. Smoothie Bowl ai Frutti Tropicali

Ingredienti:

- 1 tazza di mango congelato

- 1 tazza di ananas congelato
- 1 banana matura
- 1/2 tazza di latte di cocco
- Topping: fette di banana, cocco disidratato, semi di chia, fette di kiwi, granola

Preparazione:

- In un frullatore potente, unisci mango, ananas, banana e latte di cocco. Frulla fino a ottenere un composto omogeneo e cremoso.
- Versa il frullato in una ciotola grande.
- Decora il tuo smoothie bowl con i topping suggeriti, creando un mix croccante e nutriente.
- Servi immediatamente per una colazione rinfrescante e piena di energia.

9. Frittata di Verdure al Forno

Ingredienti:

- 6 uova grandi
- 1/2 tazza di latte
- 1 zucchina piccola, tagliata a cubetti
- 1 peperone rosso, tagliato a cubetti
- 1/4 di cipolla, tritata
- 1/2 tazza di spinaci freschi, tritati
- 1/4 di tazza di formaggio feta, sbriciolato
- Sale e pepe nero, a piacere

- Olio d'oliva, per ungere

Preparazione:

- Preriscalda il forno a 180°C e ungi leggermente una teglia da forno o una pirofila.
- In una ciotola, sbatti le uova con il latte, sale e pepe fino a ottenere un composto omogeneo.
- Aggiungi le verdure tritate (zucchina, peperone, cipolla, spinaci) e il formaggio feta al composto di uova e mescola bene.
- Versa il composto nella teglia preparata e spiana la superficie.
- Cuoci in forno per 20-25 minuti o fino a quando la frittata è ben rappresa e dorata in superficie.
- Lascia raffreddare per alcuni minuti prima di tagliare e servire

10. Porridge di Farro e Mele Speziate

Ingredienti:

- 1 tazza di farro, ammollato durante la notte e scolato
- 3 tazze di acqua o latte (per una versione più cremosa)
- 1 mela grande, tagliata a cubetti
- 1 cucchiaino di cannella in polvere

- 1/4 cucchiaino di noce moscata
- 2 cucchiai di sciroppo d'acero o miele
- Noci tritate o mandorle, per guarnire

Preparazione:

- In una pentola media, porta ad ebollizione l'acqua o il latte. Aggiungi il farro ammollato e riduci il fuoco.
- Lascia cuocere il farro per circa 25-30 minuti a fuoco lento, o fino a quando non è tenero ma ancora al dente.
- Aggiungi i cubetti di mela, la cannella e la noce moscata. Mescola bene e continua la cottura per altri 5-10 minuti, fino a quando le mele non sono morbide.
- Dolcifica con sciroppo d'acero o miele a piacere.
- Servi caldo, guarnendo con noci o mandorle tritate per un tocco croccante.

Pranzo

1. Insalata Mediterranea di Quinoa

Ingredienti:

- 1 tazza di quinoa cotta
- 1/2 tazza di pomodori ciliegia tagliati a metà
- 1/2 cetriolo, tagliato a dadini

- 1/4 di tazza di olive nere denocciolate
- 1/4 di tazza di formaggio feta sbriciolato
- cucchiai di olio d'oliva extra vergine
- Succo di 1 limone
- Sale e pepe a piacere

Preparazione:

- In una grande ciotola, combina la quinoa cotta, i pomodori, il cetriolo, le olive e il feta.
- In una piccola ciotola, emulsiona l'olio d'oliva con il succo di limone, sale e pepe.
- Versa il condimento sull'insalata e mescola bene.
- Lascia riposare per 10 minuti prima di servire per permettere ai sapori di amalgamarsi.

2. Wrap di Pollo e Avocado

Ingredienti:

- 2 petti di pollo grigliati e affettati
- 1 avocado maturo, affettato
- 1 tazza di lattuga tritata
- 1/2 tazza di pomodori ciliegia tagliati a metà
- 4 tortillas integrali
- Salsa di yogurt greco o hummus per condire

Preparazione:

- Distribuisci uniformemente il pollo, l'avocado, la lattuga e i pomodori sulle tortillas.
- Aggiungi un cucchiaio di salsa di yogurt o hummus su ciascuna tortilla.
- Avvolgi strettamente le tortillas e tagliale a metà prima di servire

3. Zuppa di Lenticchie e Verdure

Ingredienti:

- 1 tazza di lenticchie, sciacquate
- 1 carota grande, tagliata a dadini
- 1 gambo di sedano, tagliato a dadini
- 1 cipolla piccola, tritata
- spicchi d'aglio, tritati
- 1 latta di pomodori a pezzi
- 4 tazze di brodo vegetale
- 1 cucchiaino di timo secco
- Sale e pepe a piacere

Preparazione:

- In una grande pentola, soffriggi la cipolla, l'aglio, la carota e il sedano fino a che non diventano morbidi.
- Aggiungi le lenticchie, i pomodori, il brodo e il timo.

- Porta a ebollizione, poi riduci il fuoco e lascia sobbollire per circa 25-30 minuti, fino a quando le lenticchie sono tenere.
- Assaggia e aggiusta di sale e pepe. Servi calda

4. Bowl di Riso Integrale e Salmone

Ingredienti:

- filetti di salmone (circa 150g ciascuno)
- 1 tazza di riso integrale, cotto
- 1 avocado, affettato
- 1/2 tazza di edamame, sgusciati e cotti
- 1 carota, tagliata a julienne
- 2 cucchiai di salsa di soia (o tamari per una versione senza glutine)
- 1 cucchiaino di olio di sesamo
- Semi di sesamo e cipolla verde tritata, per guarnire

Preparazione:

- Prepara il salmone come preferisci (al forno, alla griglia o al vapore) e sala leggermente.
- In ciotole per servire, distribuisci il riso integrale come base.
- Sopra il riso, disponi in modo ordinato l'avocado affettato, l'edamame, la carota e il salmone cotto.

- Condisci ogni ciotola con salsa di soia e un filo di olio di sesamo.
- Guarnisci con semi di sesamo e cipolla verde tritata prima di servire.

5. Insalata di Ceci e Orzo con Pesto

Ingredienti:

- 1 tazza di orzo, cotto e raffreddato
- 1 latta di ceci, scolati e risciacquati
- 1/2 tazza di pomodorini, tagliati a metà
- 1/4 di tazza di olive nere, denocciolate
- 1/4 di tazza di pesto, fatto in casa o acquistato
- Foglie di basilico fresco, per guarnire
- Sale e pepe nero, a piacere

Preparazione:

- In una grande ciotola, combina l'orzo cotto, i ceci, i pomodorini e le olive.
- Aggiungi il pesto alla ciotola e mescola bene per assicurarti che tutti gli ingredienti siano uniformemente conditi.
- Assaggia e aggiusta di sale e pepe secondo necessità.
- Guarnisci con foglie di basilico fresco prima di servire.

Quest'insalata può essere gustata fredda o a temperatura ambiente, rendendola perfetta per un pranzo da portare al lavoro o per un picnic

6. Panino Vegetariano con Hummus

Ingredienti:

- 2 fette di pane integrale
- 1/4 di tazza di hummus
- 1 piccola zucchina, tagliata a fettine sottili e grigliata
- 1/4 di avocado, affettato
- 1 piccola manciata di spinaci freschi o rucola
- 2-3 fette di pomodoro
- Sale e pepe nero, a piacere

Preparazione:

- Spalma uniformemente l'hummus su entrambe le fette di pane.
- Su una fetta di pane con hummus, disponi uno strato di zucchine grigliate, seguito dall'avocado, gli spinaci o la rucola, e infine le fette di pomodoro.
- Condisci con un pizzico di sale e pepe.
- Copri con l'altra fetta di pane, premendo leggermente per far aderire gli ingredienti.

- Taglia il panino a metà e servi immediatamente per un pranzo ricco di nutrienti e sapori

7. Couscous con Pollo e Verdure Marocchine

Ingredienti:

- 1 tazza di couscous
- 2 petti di pollo, tagliati a cubetti
- 1 zucchina, tagliata a cubetti
- 1 carota, tagliata a cubetti
- 1/2 tazza di ceci, scolati e risciacquati
- 2 cucchiai di uvetta
- 1 cucchiaino di spezie marocchine (ras el hanout o una combinazione di cumino, coriandolo, cannella)
- 2 cucchiai di olio d'oliva
- Sale e pepe, a piacere
- Coriandolo fresco, per guarnire

Preparazione:

- Cuoci il couscous secondo le istruzioni sulla confezione e tienilo da parte.
- In una padella grande, riscalda l'olio d'oliva e aggiungi il pollo. Cuoci fino a doratura.
- Aggiungi le verdure e le spezie marocchine. Cuoci fino a che le verdure non sono tenere.

- Incorpora i ceci e l'uvetta, lasciando cuocere per altri 5 minuti.
- Servi il misto di pollo e verdure sopra il couscous. Guarnisci con coriandolo fresco

8. Tacos di Pesce con Salsa Fresca

Ingredienti:

- 2 filetti di pesce bianco (es. merluzzo o tilapia)
- 8 mini tortillas di mais
- 1 avocado, tagliato a cubetti
- 1/2 tazza di cavolo rosso, affettato finemente
- Per la salsa: 1 pomodoro grande, 1/4 di cipolla rossa, coriandolo fresco, succo di 1 lime, sale e pepe
- Olio d'oliva, per cucinare

Preparazione:

- Condire i filetti di pesce con sale, pepe e un filo d'olio d'oliva. Cuocere in padella o grigliare fino a cottura completa. Sminuzzare il pesce cotto.
- Preparare la salsa mescolando pomodoro, cipolla rossa, coriandolo, succo di lime, sale e pepe in una ciotola.
- Scaldare le tortillas in una padella secca su entrambi i lati.

- Assemblare i tacos aggiungendo il pesce, l'avocado, il cavolo rosso e la salsa fresca su ogni tortilla.
- Servire immediatamente, accompagnando con spicchi di lime a piacere

9. Insalata Asiatica di Pollo e Cavolo

Ingredienti:

- 2 petti di pollo, cotti e sfilacciati
- 4 tazze di cavolo cinese (Napa) o cavolo viola, affettato sottilmente
- 1 carota, tagliata a julienne
- 1/2 tazza di mandorle a fette, tostate
- 3 cucchiai di olio di sesamo
- 3 cucchiai di salsa di soia
- 1 cucchiaio di aceto di riso
- 1 cucchiaino di miele
- 1 cucchiaino di zenzero fresco grattugiato
- Semi di sesamo e cipolla verde tritata, per guarnire

Preparazione:

- In una grande ciotola, unisci il pollo sfilacciato, il cavolo, la carota e le mandorle a fette.
- In una ciotola più piccola, sbatti insieme l'olio di sesamo, la salsa di soia, l'aceto di

riso, il miele e lo zenzero per creare il condimento.

- Versa il condimento sull'insalata e mescola bene per assicurarti che tutti gli ingredienti siano uniformemente ricoperti.
- Lascia riposare per almeno 10 minuti per permettere ai sapori di amalgamarsi.
- Guarnisci con semi di sesamo e cipolla verde prima di servire.

10. Pasta Integrale Primavera

Ingredienti:

- 250g di pasta integrale (penne, fusilli o farfalle)
- 1 zucchina, tagliata a cubetti
- 1 carota, tagliata a julienne
- 1/2 tazza di piselli freschi o surgelati
- 1/2 tazza di asparagi, tagliati in pezzi di 3 cm
- 2 spicchi d'aglio, tritati finemente
- 1/4 di tazza di olio extravergine di oliva
- Succo di 1 limone
- Sale e pepe nero, a piacere
- Parmigiano Reggiano grattugiato, per servire
- Basilico fresco, per guarnire

Preparazione:

- Cuoci la pasta integrale in abbondante acqua salata seguendo le istruzioni sulla confezione fino a raggiungere la cottura al dente. Scola e riserva una tazza dell'acqua di cottura della pasta.

- Nel frattempo, in una grande padella, scalda l'olio extravergine di oliva a fuoco medio. Aggiungi l'aglio tritato e soffriggi brevemente fino a che non diventa aromatico.

- Aggiungi le zucchine, le carote, i piselli e gli asparagi. Cuoci le verdure, mescolando di tanto in tanto, fino a che non sono tenere ma ancora croccanti, circa 5-7 minuti.

- Aggiungi la pasta cotta alle verdure nella padella. Se necessario, aggiungi un po' dell'acqua di cottura della pasta riservata per ottenere una consistenza più cremosa.

- Condisci con il succo di limone, sale e pepe a piacere. Mescola bene per combinare tutti gli ingredienti.

- Servi la pasta calda, guarnita con Parmigiano Reggiano grattugiato e foglie di basilico fresco.

Questa pasta primavera integrale è una celebrazione dei sapori freschi e leggeri tipici della stagione primaverile, offrendo un pasto equilibrato e colorato che apporta fibre, vitamine e minerali essenziali. Facile da preparare e deliziosamente versatilie, è perfetta per un pranzo nutriente che soddisfa senza appesantire, in linea con uno stile di vita attivo e consapevole.

Cena

1. Salmone al Forno con Asparagi
Ingredienti:

- 2 filetti di salmone (circa 150g ciascuno)
- 1 mazzo di asparagi, puliti e tagliati
- 2 cucchiai di olio d'oliva
- Succo di 1 limone
- Sale e pepe nero a piacere
- Erbe aromatiche a scelta (ad esempio, aneto o rosmarino)

Preparazione:

- Preriscalda il forno a 200°C.
- Disponi il salmone e gli asparagi su una teglia rivestita di carta forno.
- Condisci con olio d'oliva, succo di limone, sale, pepe e le erbe aromatiche.
- Inforna e cuoci per 12-15 minuti, fino a quando il salmone è cotto a piacimento e gli asparagi sono teneri.
- Servi immediatamente, guarnendo con fettine di limone per un extra tocco di freschezza.

2. Polpette di Tacchino e Quinoa su Letto di Spinaci

Ingredienti:

- 500g di tacchino macinato
- 1/2 tazza di quinoa cotta
- 1 uovo
- 1/4 di tazza di cipolla tritata finemente
- spicchi d'aglio tritati
- Sale, pepe e erbe a piacere
- 2 tazze di spinaci freschi
- 1 tazza di salsa di pomodoro

Preparazione:

- In una ciotola, mescola il tacchino macinato con la quinoa, l'uovo, la cipolla, l'aglio, il sale, il pepe e le erbe.
- Forma delle piccole polpette e disponile su una teglia rivestita di carta forno.
- Cuoci in forno preriscaldato a 190°C per circa 20 minuti o fino a cottura completa.
- Nel frattempo, scalda la salsa di pomodoro in una padella e aggiungi gli spinaci, lasciandoli appassire.
- Servi le polpette sopra il letto di spinaci con salsa di pomodoro.

3. Zoodle (Spaghetti di Zucchine) al Pesto

Ingredienti:

- 4 zucchine grandi, trasformate in zoodle
- 1/2 tazza di pesto di basilico fatto in casa o acquistato
- 1/4 di tazza di pomodorini tagliati a metà
- 1/4 di tazza di pinoli tostati
- Sale e pepe a piacere

Preparazione:

- Porta una pentola di acqua leggermente salata a ebollizione e blanché gli zoodle di zucchina per 1-2 minuti, poi scolali e lasciali da parte.
- In una grande padella, riscalda il pesto a fuoco medio.
- Aggiungi gli zoodle di zucchina al pesto nella padella e mescola bene per ricoprirli uniformemente.
- Aggiungi i pomodorini e i pinoli, mescola delicatamente.
- Servi immediatamente, condendo con sale e pepe a piacere.

4. Salmone al Forno con Asparagi

Ingredienti:

- 2 filetti di salmone (circa 150g ciascuno)
- 1 mazzo di asparagi, puliti e tagliati
- 2 cucchiai di olio d'oliva
- Succo di 1 limone

- Sale e pepe nero a piacere
- Erbe aromatiche a scelta (ad esempio, aneto o rosmarino)

Preparazione:

- Preriscalda il forno a 200°C.
- Disponi il salmone e gli asparagi su una teglia rivestita di carta forno.
- Condisci con olio d'oliva, succo di limone, sale, pepe e le erbe aromatiche.
- Inforna e cuoci per 12-15 minuti, fino a quando il salmone è cotto a piacimento e gli asparagi sono teneri.
- Servi immediatamente, guarnendo con fettine di limone per un extra tocco di freschezza

5. Polpette di Tacchino e Quinoa su Letto di Spinaci

Ingredienti:

- 500g di tacchino macinato
- 1/2 tazza di quinoa cotta
- 1 uovo
- 1/4 di tazza di cipolla tritata finemente
- 2 spicchi d'aglio tritati
- Sale, pepe e erbe a piacere
- 2 tazze di spinaci freschi
- 1 tazza di salsa di pomodoro

Preparazione:

- In una ciotola, mescola il tacchino macinato con la quinoa, l'uovo, la cipolla, l'aglio, il sale, il pepe e le erbe.
- Forma delle piccole polpette e disponile su una teglia rivestita di carta forno.
- Cuoci in forno preriscaldato a 190°C per circa 20 minuti o fino a cottura completa.
- Nel frattempo, scalda la salsa di pomodoro in una padella e aggiungi gli spinaci, lasciandoli appassire.
- Servi le polpette sopra il letto di spinaci con salsa di pomodoro

6. Zoodle (Spaghetti di Zucchine) al Pesto

Ingredienti:

- 4 zucchine grandi, trasformate in zoodle
- 1/2 tazza di pesto di basilico fatto in casa o acquistato
- 1/4 di tazza di pomodorini tagliati a metà
- 1/4 di tazza di pinoli tostati
- Sale e pepe a piacere

Preparazione:

- Porta una pentola di acqua leggermente salata a ebollizione e blanché gli zoodle di zucchina per 1-2 minuti, poi scolali e lasciali da parte.

- In una grande padella, riscalda il pesto a fuoco medio.

- Aggiungi gli zoodle di zucchina al pesto nella padella e mescola bene per ricoprirli uniformemente.

- Aggiungi i pomodorini e i pinoli, mescola delicatamente.

- Servi immediatamente, condendo con sale e pepe a piacere.

7. Ratatouille con Riso Integrale

Ingredienti:

- 1 melanzana, tagliata a cubetti
- 2 zucchine, tagliate a cubetti
- 1 peperone rosso, tagliato a cubetti
- 2 pomodori grandi, tagliati a cubetti
- 1 cipolla, tritata
- 2 spicchi d'aglio, tritati
- 3 cucchiai di olio d'oliva
- Sale e pepe nero a piacere
- Erbe aromatiche a scelta (basilico, timo)
- 1 tazza di riso integrale cotto

Preparazione:

- In una grande padella, scalda l'olio d'oliva e soffriggi la cipolla e l'aglio fino a che non diventano trasparenti.

- Aggiungi la melanzana, le zucchine e il peperone, cuocendo a fuoco medio per circa 10 minuti.

- Incorpora i pomodori e le erbe, condisci con sale e pepe, e lascia cuocere a fuoco lento per altri 15-20 minuti.

- Servi il ratatouille caldo sopra il riso integrale cotto

8. Stufato di Ceci e Verdure al Curry

Ingredienti:

- 1 latta di ceci, scolati e sciacquati
- 1 latta di latte di cocco
- 2 cucchiai di pasta di curry rosso
- 1 zucchina, tagliata a cubetti
- 1 peperone rosso, tagliato a cubetti
- 1 cipolla, tritata
- 2 spicchi d'aglio, tritati
- 1 tazza di spinaci freschi
- Sale e pepe a piacere
- Riso basmati cotto per servire

Preparazione:

- In una pentola capiente, soffriggi la cipolla e l'aglio fino a doratura.

- Aggiungi la pasta di curry e cuoci per 1 minuto, mescolando bene.

- Versa il latte di cocco, i ceci, la zucchina e il peperone, portando a ebollizione.
- Riduci il fuoco e lascia sobbollire fino a che le verdure non sono tenere, circa 15 minuti.
- Aggiungi gli spinaci, lasciandoli appassire. Servi caldo sopra il riso basmati.

9. Bistecca di Ferro di Cavallo con Verdure Arrostite

Ingredienti:

- 2 bistecca di ferro di cavallo (circa 200g ciascuna)
- 2 patate dolci, tagliate a dadi
- 1 mazzo di broccolini
- 3 cucchiai di olio d'oliva
- Sale e pepe nero a piacere

Preparazione:

- Preriscalda il forno a 220°C.
- In una teglia, mescola le patate dolci e i broccolini con 2 cucchiai di olio d'oliva, sale e pepe. Arrostisci in forno per 20-25 minuti o fino a doratura.
- Nel frattempo, riscalda una padella a fuoco medio-alto e aggiungi l'olio rimasto. Condisci le bistecche con sale e pepe, poi cuocile per 3-4 minuti per lato o a piacere.

- Lascia riposare le bistecche per qualche minuto prima di tagliarle. Servi con le verdure arrostite.

10. Melanzane Ripiene al Forno con Quinoa e Pomodoro

Ingredienti:

- 2 melanzane grandi, tagliate a metà per il lungo
- 1 tazza di quinoa cotta
- 1 latta di pomodori pelati, tritati
- 1 cipolla piccola, tritata
- 2 spicchi d'aglio, tritati
- 1/4 di tazza di basilico fresco, tritato
- 1/2 tazza di formaggio mozzarella, grattugiato
- 2 cucchiai di olio d'oliva
- Sale e pepe a piacere

Preparazione:

- Preriscalda il forno a 200°C. Incidi la polpa delle melanzane con un coltello, facendo attenzione a non bucare la pelle. Condisci con sale e un filo d'olio, poi disponile su una teglia rivestita di carta forno con la polpa rivolta verso il basso. Cuoci in forno per 20-25 minuti, fino a quando la polpa non si ammorbidisce.

- Una volta cotte, estrai delicatamente la polpa dalle melanzane, lasciando un bordo sottile per mantenere la forma. Trita la polpa e mettila da parte.
- In una padella, riscalda l'olio d'oliva su fuoco medio. Aggiungi la cipolla e l'aglio e soffriggi fino a quando non diventano trasparenti. Aggiungi la polpa di melanzana tritata, i pomodori pelati e il basilico. Cuoci per circa 10 minuti, poi aggiusta di sale e pepe.
- Togli la padella dal fuoco e incorpora la quinoa cotta, mescolando bene.
- Riempie le bucce di melanzana con il composto di quinoa e pomodoro. Cospargi la superficie con la mozzarella grattugiata.
- Inforna nuovamente le melanzane ripiene per circa 10-15 minuti o fino a quando il formaggio non è dorato e filante.
- Servi calde, guarnendo con ulteriore basilico fresco tritato.

Queste ricette sono progettate per fornire ispirazione e varietà, aiutandoti a mantenere un'alimentazione equilibrata e gustosa che supporti il tuo percorso di dimagrimento intelligente. Ricorda, la chiave è la moderazione e l'ascolto del tuo corpo, adattando le porzioni alle tue esigenze energetiche e preferenze personali.

Suggerimenti su come personalizzare le ricette in base alle proprie esigenze e preferenze

Adatta le Porzioni alle Tue Necessità Energetiche:
Varia la grandezza delle porzioni in base al tuo fabbisogno calorico giornaliero, che può differire in base al sesso, all'età, al livello di attività fisica e agli obiettivi di peso.

Usa strumenti come tazze dosatrici o bilance da cucina per misurare con precisione gli ingredienti.

Sostituzioni per Allergie o Intolleranze Alimentari:
Per le allergie ai frutti a guscio, sostituisci noci e mandorle con semi come quelli di girasole o di zucca.

In caso di intolleranza al lattosio, opta per latte e yogurt di origine vegetale (mandorla, cocco, soia).

Per una dieta senza glutine, scegli cereali e farine alternative come quinoa, riso, amaranto o farina di mandorle.

Variazioni per Preferenze Alimentari:
Vegetariani o vegani possono sostituire le proteine animali con opzioni vegetali come legumi, tofu, tempeh o seitan.

Aggiungi o elimina ingredienti in base ai tuoi gusti personali. Ad esempio, se non ti piacciono gli spinaci, prova a sostituirli con kale o bietole.

Aggiustamenti per Obiettivi Specifici di Nutrizione:

Per un apporto maggiore di fibre, incorpora più verdure, legumi o cereali integrali nelle ricette.

Se stai cercando di aumentare l'apporto proteico, aggiungi una porzione extra di pollo, pesce, uova, o una manciata di semi di chia o di canapa ai tuoi piatti.

Modifiche per Aumentare la Varietà Nutrizionale:

Sperimenta con erbe aromatiche e spezie diverse per variare i sapori senza aggiungere calorie extra.

Prova frutta e verdura di stagione per beneficiare della massima freschezza e valore nutritivo, oltre che per variare la dieta.

Tecniche di Cottura Salutari:

Prediligi metodi di cottura che richiedono meno grassi, come al vapore, bollitura, griglia, o forno, rispetto a frittura o brasatura con molto olio.

Quando usi oli, scegli quelli con un alto punto di fumo e ricchi di grassi insaturi, come l'olio d'oliva extra vergine o di cocco.

Personalizzare le ricette non solo rende il processo di alimentazione più interessante e vario, ma è anche un modo efficace per assicurarsi che la tua dieta rispetti le tue esigenze nutrizionali, contribuendo al tuo benessere generale e ai tuoi obiettivi di dimagrimento. Ricorda, il cibo deve essere un piacere oltre che un nutrimento;

sperimentare e adattare le ricette può trasformare il tuo viaggio verso una vita più sana in un'avventura culinaria gratificante.

Come pianificare i pasti per la settimana per mantenere una dieta equilibrata e varia

La pianificazione dei pasti è una strategia chiave per chiunque cerchi di mangiare sano, perdere peso o mantenere un peso salutare. Non solo aiuta a risparmiare tempo e denaro, ma assicura anche che tu abbia sempre a disposizione opzioni alimentari sane, riducendo la tentazione di ricorrere al cibo spazzatura o ai pasti fuori casa non pianificati.

Ecco una serie di utili suggerimenti:

Valutazione Settimanale:
Dedica un momento all'inizio di ogni settimana per valutare i tuoi impegni, le attività pianificate e il tempo a disposizione per cucinare. Questo ti aiuterà a determinare quanti pasti preparare in anticipo e quali serate potrai dedicare alla cucina.

Scegli Ricette Versatili:
Seleziona ricette che possano essere facilmente adattate per creare pasti diversi. Ad esempio, una

grande porzione di quinoa cotta può essere usata come base per insalate, come contorno o per farcire peperoni.

Crea un Elenco di Spesa:

Una volta scelte le ricette, compila un elenco di spesa dettagliato per assicurarti di acquistare tutti gli ingredienti necessari. Concentrati su prodotti freschi, integrali e minimamente lavorati.

Prepara in Anticipo:

Dedicare alcune ore durante il weekend alla preparazione dei pasti può risparmiare tempo prezioso durante la settimana. Cucina in lotti grandi porzioni di cereali, legumi e proteine che possono essere rapidamente assemblati in pasti completi.

Utilizza il Congelatore:

Prepara e congela porzioni di pasti che si conservano bene, come zuppe, stufati o polpette di legumi. Questi possono essere scongelati durante la settimana per cene rapide e nutrienti.

Organizza i Pasti in Contenitori:

Usa contenitori per conservare porzioni individuali dei pasti. Etichettali con il nome e la data di preparazione. Questo rende facile afferrare un pasto equilibrato anche quando si ha poco tempo.

Incorpora Snack Salutari:

Non dimenticare di pianificare anche snack sani. Frutta fresca, verdure tagliate, noci, yogurt greco e barrette energetiche fatte in casa sono opzioni rapide che ti tengono sazio tra un pasto e l'altro.

Valuta e Aggiusta:

Alla fine di ogni settimana, rifletti su cosa ha funzionato bene e cosa potrebbe essere migliorato. Questo processo di valutazione ti aiuterà a rendere la pianificazione dei pasti sempre più efficiente e piacevole.

Flessibilità:

Mentre la pianificazione aiuta a mantenere la coerenza, è importante anche lasciare spazio per la flessibilità. Essere in grado di adattarsi a cambiamenti dell'ultimo minuto senza stress è fondamentale per mantenere una dieta equilibrata a lungo termine.

Piani alimentari di esempio

Piani alimentari di esempio per diverse calorie giornaliere

La creazione di piani alimentari può aiutare a garantire che si consumi una varietà di nutrienti essenziali pur rimanendo entro un certo limite calorico. Di seguito sono presentati tre piani alimentari di esempio, ciascuno progettato per soddisfare diversi fabbisogni energetici: 1500, 1800 e 2200 calorie al giorno. Ricorda, questi piani sono solo esempi e possono necessitare di aggiustamenti in base alle tue esigenze individuali, preferenze e obiettivi specifici.

Piano Alimentare da 1500 Calorie

- <u>Colazione</u>: Avena cotta con latte di mandorla, mirtilli e un pizzico di cannella (300 calorie)
- <u>Spuntino Mattina</u>: Yogurt greco con un cucchiaio di miele (150 calorie)
- <u>Pranzo</u>: Insalata mista con petto di pollo grigliato, verdure assortite, quinoa e un condimento a base di olio d'oliva e limone (400 calorie)
- <u>Spuntino Pomeriggio</u>: Carote e cetrioli con hummus (150 calorie)

- Cena: Salmone al forno con un contorno di asparagi e patate dolci arrosto (500 calorie)

Piano Alimentare da 1800 Calorie

- Colazione: Frullato di proteine con spinaci, banana, burro di mandorle e latte di cocco (400 calorie)
- Spuntino Mattina: Mandorle e un'arancia (200 calorie)
- Pranzo: Wrap integrale con tacchino, avocado, lattuga, pomodoro e senape (450 calorie)
- Spuntino Pomeriggio: Barretta energetica naturale e una tazza di fragole (200 calorie)
- Cena: Petto di pollo al limone e timo con quinoa e broccoli al vapore (550 calorie)

Piano Alimentare da 2200 Calorie

- Colazione: Uova strapazzate con spinaci e pomodori su pane integrale tostato, con un lato di frutta fresca (500 calorie)
- Spuntino Mattina: Yogurt greco con granola e lamponi (250 calorie)
- Pranzo: Insalata di salmone con avocado, noci, semi di girasole su un letto di verdure miste, condita con olio extravergine d'oliva (600 calorie)

- <u>Spuntino Pomeriggio</u>: Smoothie di frutta con proteine in polvere (300 calorie)
- <u>Cena</u>: Bistecca magra alla griglia con patate arrosto e insalata verde mista (550 calorie)

Ogni piano alimentare è accompagnato da una breve descrizione dei pasti, includendo le calorie approssimative per ciascuno. È importante consultare un nutrizionista o un dietologo per personalizzare ulteriormente questi piani in base alle tue esigenze specifiche, preferenze alimentari e obiettivi di salute o fitness.

Adattamenti dei piani alimentari per specifici obiettivi di peso e composizione corporea

1. Perdita di Peso:

Per coloro che mirano alla perdita di peso, è essenziale creare un deficit calorico, consumando meno calorie di quante se ne bruciano. Tuttavia, è cruciale che questo deficit non comprometta l'apporto nutrizionale.

Incrementa il consumo di proteine: Aiuta a promuovere la sazietà e a preservare la massa muscolare durante la perdita di peso. Includi fonti magre di proteine come pollo, tacchino, legumi, tofu e pesce in ogni pasto.

Riduci i carboidrati raffinati: Sostituiscili con carboidrati complessi ricchi di fibre, come verdure, frutta, legumi e cereali integrali, per migliorare la sazietà e il controllo della glicemia.

Includi grassi salutari: Avocado, noci, semi e olio d'oliva possono aggiungere calorie nutrienti e promuovere la sazietà.

2. Mantenimento del Peso:

Per mantenere il peso, è importante bilanciare l'apporto calorico con il dispendio energetico. Una dieta equilibrata e variata che soddisfi le esigenze caloriche quotidiane può aiutare a stabilizzare il peso a lungo termine.

Equilibrio dei macronutrienti: Assicurati che i tuoi pasti includano un bilanciato apporto di proteine, carboidrati e grassi per supportare il funzionamento ottimale del corpo e mantenere l'energia.

Ascolta la tua fame e sazietà: Apprenderai a regolare naturalmente le porzioni basandoti sui segnali di fame e sazietà del tuo corpo.

Varia gli alimenti: Consuma una vasta gamma di alimenti per garantire un'adeguata assunzione di tutti i nutrienti essenziali.

3. Aumento della Massa Muscolare:

Coloro che desiderano aumentare la massa muscolare dovranno concentrarsi su un maggiore apporto di proteine e su un adeguato surplus calorico per sostenere la crescita muscolare, insieme a un regolare allenamento di resistenza.

Aumenta l'apporto proteico: Consuma una fonte di proteine ad alto valore biologico a ogni pasto e dopo l'allenamento per stimolare la sintesi proteica muscolare.

Carboidrati per l'energia: Assicurati di includere una quantità sufficiente di carboidrati per fornire l'energia necessaria per gli allenamenti intensi.

Pasti e spuntini frequenti: Considera di mangiare pasti più frequenti o spuntini per incontrare le tue esigenze caloriche e proteiche aumentate.

Consigli Generali:

Idratazione: Una corretta idratazione è essenziale per tutti gli obiettivi, poiché l'acqua supporta il metabolismo, la digestione e altre funzioni corporee vitali.

Monitoraggio e aggiustamenti: Valuta regolarmente i tuoi progressi e apporta le modifiche necessarie al piano alimentare in base ai risultati, alle sensazioni di benessere e agli obiettivi a lungo termine.

Adattare il piano alimentare alle proprie esigenze specifiche richiede attenzione e flessibilità. Collaborare con un professionista della nutrizione può offrire ulteriori insight e assistenza nel personalizzare l'approccio alimentare per garantire che si incontrino sia gli obiettivi di salute che quelli estetici.

Consigli per regolare i piani alimentari nel tempo in base ai progressi e alle modifiche del metabolismo

1. Monitoraggio Regolare:

Mantieni un registro alimentare e dei progressi per monitorare l'assunzione calorica, la qualità dei nutrienti e i cambiamenti nel peso o nella composizione corporea. Questo ti aiuterà a identificare schemi e a fare aggiustamenti informati.

2. Ascolta il Tuo Corpo:

Presta attenzione ai segnali del tuo corpo, come la fame, la sazietà, i livelli di energia e altre sensazioni fisiche. Questi segnali possono indicare quando è il momento di modificare le quantità di cibo, la composizione dei macronutrienti o l'assunzione calorica totale.

3. Adegua in Base all'Attività Fisica:

Se aumenti l'intensità o la frequenza dell'attività fisica, potresti aver bisogno di più calorie o di un maggiore apporto di specifici nutrienti (come proteine o carboidrati) per supportare il recupero muscolare e l'energia.

4. Modifica per Obiettivi in Evoluzione:

Gli obiettivi possono cambiare nel tempo. Che tu passi da una fase di perdita di peso a una di mantenimento o da un focus sul dimagrimento a uno sull'aumento della massa muscolare, il tuo piano alimentare dovrebbe evolversi di conseguenza.

5. Bilancia i Macronutrienti:

Regola le proporzioni di proteine, carboidrati e grassi in base ai tuoi progressi, ai cambiamenti del metabolismo e agli obiettivi attuali. Ad esempio, aumentare le proteine durante una fase di costruzione muscolare o i carboidrati in periodi di allenamento intensivo.

6. Introduci Nuovi Alimenti:

Varia spesso gli alimenti per prevenire la noia alimentare e per assicurare un'ampia gamma di nutrienti. Questo aiuta anche a identificare nuovi alimenti che possono favorire ulteriori progressi.

7. Considera i Supplementi Alimentari:

In alcuni casi, integratori specifici possono essere utili per colmare eventuali lacune nutrizionali o per supportare obiettivi specifici, come la supplementazione proteica per la costruzione muscolare. Consulta sempre un professionista prima di introdurre integratori nella tua dieta.

8. Collabora con Professionisti:

Un nutrizionista o un dietologo può offrire preziose intuizioni e consigli personalizzati per adeguare il piano alimentare nel tempo, garantendo che rimanga bilanciato, nutriente e allineato con i tuoi obiettivi.

9. Valutazione Periodica:

Programma valutazioni regolari della composizione corporea e del metabolismo. Queste misurazioni possono fornire dati concreti sui tuoi progressi e suggerire quando e come adeguare ulteriormente la tua dieta.

Adattare il piano alimentare nel tempo è un processo dinamico che richiede attenzione, pazienza e flessibilità. Riconoscere e celebrare i progressi, pur rimanendo aperti a fare cambiamenti in base alle esigenze in evoluzione, è essenziale per il successo a lungo termine nel mantenere uno stile di vita sano e raggiungere i propri obiettivi di benessere.

Superare le sfide

Consigli su come affrontare e superare i plateau di perdita di peso

In quest'ultimo capitolo, ci focalizzeremo sui consigli pratici per affrontare e superare i plateau di perdita di peso, una sfida comune nel percorso verso il raggiungimento degli obiettivi di forma fisica e salute. Un plateau si verifica quando, nonostante l'adesione a un regime alimentare e di esercizio fisico, si assiste a un arresto o rallentamento significativo nella perdita di peso.

Ecco come gestirlo efficacemente.

1. Rivaluta l'Assunzione Calorica:
Con la perdita di peso, il fabbisogno calorico del corpo diminuisce. Potrebbe essere necessario aggiornare l'assunzione calorica giornaliera per riflettere il nuovo peso corporeo e mantenere un deficit calorico adeguato.

2. Aumenta l'Intensità o la Varietà dell'Esercizio Fisico:
Cambiare la routine di allenamento può stimolare il corpo in nuovi modi, superando l'adattamento muscolare e promuovendo ulteriori progressi. Considera

l'introduzione di allenamenti ad alta intensità interval training (HIIT) o varia le modalità di esercizio.

3. Monitora e Ajusta la Composizione dei Macronutrienti:

Assicurati che la tua dieta sia ben bilanciata in termini di proteine, carboidrati e grassi. Un aumento dell'apporto proteico, ad esempio, può aiutare a sostenere la massa muscolare e aumentare il metabolismo.

4. Considera i Cicli di Refeeding:

Incorporare periodicamente giorni di refeeding, aumentando l'assunzione calorica principalmente tramite carboidrati, può aiutare a riattivare il metabolismo e a regolare gli ormoni coinvolti nella gestione dell'appetito e del peso.

5. Assicurati un Sonno di Qualità:

La privazione del sonno può influenzare negativamente il metabolismo e aumentare la sensazione di fame. Migliorare la qualità e la quantità del sonno può supportare gli sforzi di perdita di peso.

6. Gestisci lo Stress:

Livelli elevati di stress possono portare a una maggiore produzione di cortisolo, un ormone che può favorire l'accumulo di grasso, specialmente nell'area addominale. Pratiche di riduzione dello stress, come la meditazione, lo yoga o semplicemente dedicare tempo a hobby e attività piacevoli, possono avere un impatto positivo.

7. Valuta l'Assunzione di Liquidi:

Aumentare l'assunzione di acqua può aiutare a supportare il metabolismo, aumentare la sazietà e ridurre l'ingestione calorica totale.

8. Sii Paziente e Costante:

I plateau sono una parte naturale del processo di perdita di peso. Mantenere il focus sugli obiettivi a lungo termine, piuttosto che su cambiamenti di peso giornalieri o settimanali, può aiutare a mantenere la motivazione.

9. Cerca Supporto Professionale:

Se il plateau persiste, considera di consultare un nutrizionista o un personal trainer. Possono offrire una valutazione obiettiva e suggerimenti personalizzati basati sulle tue esigenze specifiche.

Superare un plateau di perdita di peso richiede un approccio olistico che consideri dieta, esercizio fisico, riposo e gestione dello stress. Ricorda, i progressi non si misurano solo con la bilancia, ma anche con miglioramenti nella salute generale, nella forza, nell'energia e nella composizione corporea.

Strategie per gestire le ricadute e mantenere la motivazione

Nel percorso verso il raggiungimento di uno stile di vita sano e il mantenimento di un peso corporeo ideale, affrontare e superare le ricadute rappresenta una sfida comune ma gestibile. Riconoscere che le ricadute sono parte integrante del processo di cambiamento è il primo passo cruciale. Invece di vederle come fallimenti, è utile accettarle come opportunità di apprendimento che illuminano i nostri trigger personali e offrono preziose lezioni su come navigare meglio nel futuro.

Quando si verifica una ricaduta, è importante non cadere nella trappola dell'auto-critica eccessiva. Analizzare la situazione con obiettività può aiutare a identificare i fattori scatenanti, siano essi legati allo stress, alle emozioni o a specifiche circostanze. Questa consapevolezza è fondamentale per sviluppare strategie preventive mirate, consentendo una maggiore resilienza di fronte a future tentazioni o sfide.

Impostare obiettivi realistici è un altro pilastro fondamentale. Gli obiettivi SMART (Specifici, Misurabili, Achievabili, Rilevanti, Temporalmente definiti) forniscono una struttura chiara e raggiungibile, riducendo la frustrazione e incrementando le possibilità di successo. La celebrazione dei piccoli successi lungo il cammino non solo rinforza la motivazione ma ricorda anche che ogni passo avanti è un progresso verso l'obiettivo finale.

Il supporto sociale gioca un ruolo significativo nella gestione delle ricadute. Condividere esperienze, sfide e successi con amici, familiari o gruppi di supporto può fornire la forza emotiva necessaria per superare i momenti difficili. Sentirsi parte di una comunità che comprende e appoggia i tuoi sforzi può fare la differenza nel mantenere alta la motivazione.

Mantenere una mentalità flessibile è essenziale. Se una strategia non produce i risultati sperati, essere aperti a modificare il piano o ad esplorare nuove tattiche può aiutare a trovare la via più adatta per te. Inoltre, sviluppare strategie di coping salutari per gestire lo stress e le emozioni senza ricorrere al cibo è un aspetto chiave nel prevenire future ricadute.

Infine, ricordare il motivo per cui si è intrapreso questo percorso può riaccentrare la tua attenzione e rafforzare la determinazione. Che si tratti di migliorare la propria salute, incrementare i livelli di energia o sentirsi meglio con se stessi, mantenere viva la scintilla iniziale può servire come potente motivazione per continuare a perseguire i tuoi obiettivi.

In conclusione, la gestione delle ricadute e il mantenimento della motivazione richiedono un approccio olistico che abbraccia la consapevolezza, l'accettazione, il supporto e la flessibilità. Adottare una mentalità di crescita, che vede ogni sfida come un'opportunità di apprendimento e sviluppo, è fondamentale per navigare con successo nel viaggio verso un benessere duraturo.

Come stabilire e raggiungere obiettivi realistici a lungo termine

Stabilire e raggiungere obiettivi realistici a lungo termine nel contesto di un percorso di dimagrimento intelligente e di miglioramento della salute richiede un approccio metodico e riflessivo. Questo processo non solo aiuta a mantenere la direzione e la motivazione ma garantisce anche che gli obiettivi siano allineati con uno stile di vita sostenibile e con il benessere personale.

All'inizio di questo cammino, è essenziale dedicare tempo alla riflessione sui propri valori, sulle motivazioni profonde e sugli obiettivi di salute a lungo termine. Chiedersi "Perché questi obiettivi sono importanti per me?" può fornire un solido fondamento emotivo e motivazionale sul quale costruire.

La definizione di obiettivi SMART (Specifici, Misurabili, Achievabili, Rilevanti, Temporalmente definiti) gioca un ruolo cruciale in questo processo. Gli obiettivi dovrebbero essere dettagliati e chiari, per esempio, "Voglio perdere 10 kg in 6 mesi" anziché "Voglio perdere peso". Ciò fornisce una direzione precisa e rende possibile misurare i progressi nel tempo.

È importante anche che gli obiettivi siano realistici e raggiungibili. Porsi obiettivi troppo ambiziosi in tempi ristretti può portare a frustrazione e scoraggiamento. Riconoscere i propri limiti e capacità attuali e impostare obiettivi che sfidano ma non sopraffanno è la chiave per un progresso costante.

La rilevanza degli obiettivi rispetto alla propria vita e ai propri valori assicura che la motivazione rimanga alta. Gli obiettivi dovrebbero riflettere ciò che è veramente importante per l'individuo, aiutando a mantenere l'impulso anche di fronte alle sfide.

Infine, ogni obiettivo dovrebbe avere una scadenza chiara, che serve a creare un senso di urgenza e a promuovere l'impegno. Tuttavia, è fondamentale rimanere flessibili e disposti a rivedere questi tempi se necessario, adattandosi ai cambiamenti della vita e ai progressi effettivi.

Oltre alla definizione degli obiettivi, è cruciale sviluppare un piano d'azione dettagliato. Questo piano dovrebbe includere strategie specifiche per affrontare le sfide previste, una routine di esercizi fisici adeguata, consigli nutrizionali e tecniche per gestire lo stress e le emozioni.

Il supporto di amici, familiari o professionisti può fornire una rete di sicurezza emotiva e pratica. Condividere i propri obiettivi e progressi con altri non solo aiuta a rimanere responsabili ma può anche offrire preziose fonti di incoraggiamento e consiglio.

Infine, celebrare i successi lungo il percorso è fondamentale. Riconoscere e premiare se stessi per i traguardi raggiunti, anche quelli piccoli, rafforza la motivazione e riconferma l'impegno verso gli obiettivi a lungo termine.

In sintesi, stabilire e raggiungere obiettivi realistici a lungo termine richiede introspezione, pianificazione meticolosa e un impegno sostenuto. Adottando un approccio bilanciato che valorizza il progresso graduale e riconosce l'importanza del benessere complessivo, è possibile navigare con successo il viaggio verso la salute e la felicità.

Conclusioni

In questo viaggio attraverso le pagine del nostro libro, abbiamo esplorato insieme il paesaggio variegato e sfaccettato del dimagrimento intelligente e del vivere una vita piena di benessere e salute. Dal comprendere i fondamenti di una nutrizione equilibrata alla scoperta di ricette deliziose che nutrono corpo e anima, abbiamo tracciato un percorso che riconosce l'importanza di un approccio olistico alla perdita di peso e al mantenimento di uno stile di vita sano.

Abbiamo imparato che il viaggio verso il benessere non è lineare, ma ricco di curve e deviazioni. Ogni passo, ogni scelta e ogni giorno rappresentano un'opportunità unica per crescere, imparare e avanzare verso i nostri obiettivi. Abbiamo enfatizzato l'importanza di stabilire obiettivi realistici, di adattare i nostri piani alimentari alle nostre esigenze in continua evoluzione e di sviluppare strategie resilienti per affrontare e superare le sfide che incontriamo lungo il cammino.

Nel cuore di questo percorso, tuttavia, giace un principio fondamentale che trascende la semplice logica di calorie consumate e bruciate: l'importanza del perdono e della flessibilità. Perdonare se stessi per le ricadute e accettare che il percorso verso il benessere non è privo di ostacoli sono atti di gentilezza che rafforzano la nostra determinazione e nutrono la nostra resilienza. La flessibilità nel nostro approccio, nel modificare i piani quando la vita getta le sue inevitabili curve, è ciò che ci permette di restare fedeli al nostro viaggio senza perdere di vista la nostra felicità e la nostra salute.

Mentre chiudiamo questo capitolo del nostro viaggio insieme, voglio incoraggiarti a guardare avanti con ottimismo e speranza. Sei equipaggiato con le conoscenze, le strategie e, soprattutto, con la saggezza interiore per navigare il tuo percorso verso il benessere. Ricorda che ogni giorno è una nuova opportunità per fare scelte che riflettono il tuo impegno verso una vita più sana e soddisfacente.

Celebra i tuoi successi, grandi e piccoli, e abbraccia con gratitudine ogni esperienza di apprendimento che incontri. Sii flessibile, ma costante nel tuo impegno. E, più di tutto, sii gentile con te stesso, ricordando che il viaggio verso il benessere è tanto una scoperta di sé quanto una trasformazione fisica.

Concludiamo quindi con un invito all'azione, ma anche alla riflessione: continua a camminare con curiosità, apertura e compassione verso te stesso e verso gli altri. Il tuo percorso verso il benessere è tanto unico quanto prezioso, e ogni passo che fai è un'affermazione della tua forza, della tua volontà e del tuo desiderio di vivere la vita più ricca e appagante possibile.

In bocca al lupo per il tuo viaggio. Che tu possa trovare gioia, salute e soddisfazione in ogni passo che fai.